LA

MÉDECINE DE LA NATURE

OU

L'ANTI-MÉDECINE ORDINAIRE

Par M. Paul BUESSARD

La Médecine est une science conjecturale qui se trompe involontairement le plus souvent: il y a donc un grand danger pour la vie et pour la santé future à employer les remèdes violents et les thérapeutiques compliquées. La médecine a fait très-peu de progrès; elle ne guérit pas mieux les maladies graves et les chroniques, et donne souvent la maladie du remède, désorganise, épuise et ruine à jamais l'organisme et le rend de plus en plus saisissable par les maladies et impuissant à lutter contre elles. Un médecin célèbre a dit en mourant : je suis forcé de convenir que la meilleure médecine est encore la médecine des chiens. Un autre : la médecine tue involontairement plus de malades qu'elle n'en guérit. J'ai passé dix huit mois dans les hôpitaux de la marine, comme carabin, pour faire des études anatomiques et physiologiques. Les chirurgiens majors y sont fort instruits, et malgré cela à la fin de presque chaque visite et surtout de chaque autopsie, nos chefs, nos docteurs nous disaient : nous nous sommes trompés sur tel malade ou sur tel remède. Dans la salle de cent malades à laquelle j'étais attaché et de malades jeunes et forts, marins et soldats, la plupart des médecins droguaient beaucoup et les malades mouraient beaucoup. Un jour on mit à la tête de ce service un chirurgien major devenu fou par l'étude que nécessitaient les concours et qu'on n'osa pas embarquer aussitôt après la cessation de sa folie. Lui il ne droguait pas, il laissait aller la nature, n'ordonnait que la diète et des boissons inoffensives pour assoupir la soif; presque personne ne mourait plus. Souvent la nature se serait tirée d'affaire si le médecin ne l'avait pas contrariée par ses médications violentes et compliquées, et le plus souvent on attribue au remède une guérison qui s'est faite par la nature et même malgré le remède; et combien ont succombé à cette médecine homicide, ainsi que l'appellent trop de familles ! le même malade a telle maladie pour un médecin et telle autre maladie pour un autre. Trois médecins en consultation ont trois avis différents; dans les traités de médecine, pour la même maladie le remède dit le meilleur par l'un est dit le plus dangereux par l'autre.

La médecine ordinaire a quatre grands moyens : 1o Les *saignées*, saignée, sangsues et ventouses scarifiées. 2o Les *exutoires* : vésicatoire, cautère, moxa et séton. 3o Les *poisons*. 4o Les *panacées* de deux sortes, panacées absolues : hydrothérapie, électricité, camphre ou médecine de Leroy ; et les panacées, d'un des trois moyens violents ordinaires ou des bains brûlants appliqués à toute maladie.

Les *saignées*. La saignée complique la maladie de celle de l'affaiblissement ; elle désemplit les vaisseaux sains et ne désobstrue pas les vaissseaux malades ; elle ne purifie pas le sang. S'il était vicié, il le serait encore dans celui qui reste et elle ne calme pas la fièvre. Les coagulums du sang ne partent pas dans la saignée ou se reforment après, les causes de chaleur aiguë et de coagulums existent encore et la saignée prive de la quantité de sang normal nécessaire. Un des saigneurs les plus résolus mais qui pourtant désapprouve les saignées appliquées aux plus petites indispositions a écrit ceci : la saignée est un moyen puissant mais dangereux.

Les *sangsues* enveniment les plaies, attirent le sang des vaisseaux de la peau, mais ne tirent pas celui qui engorge les organes intérieurs. Elles affaiblissent donc le malade sans résultat pour le mal interne qui est le mal vrai.

Les *ventouses*, surtout scarifiées, désorganisent, en plus, les tissus.

Les *exutoires*, cautère, vésicatoire, moxa et séton. Ouvrez une issue au pus quand il forme abcès à l'extérieur ; mais un exutoire, c'est une source locale de pus, c'est du pus en en plus que vous formez ; mais comment voulez-vous que le pus des poumons ou autres organes intérieurs sorte par là? de plus les exutoires, vésicatoire, cautère, moxa et séton, désorganisent et brûlent les tissus, causent des fièvres violentes, des névralgies, des érysipèles, des suppressions d'urine et d'autres accidents graves.

L'*acupuncture* est aussi un moyen violent, le plus souvent dangereux.

Les *poisons*. Le soulagement momentané qu'on semble éprouver par l'ingestion d'un poison est un soulagement perfide et dissimulé qui laisse dans le corps des molécules qui, loin de s'assimiler, altèrent et désorganisent les tissus et les organes, qui empoisonnent. Empoisonner, c'est de la médecine homicide.

Avec des moyens simples et inoffensifs, on aide les efforts de la nature, on soulage et guérit ; et si la maladie est une désorganisation de tissus, est incurable, rien n'y fait; dès lors à quoi bon torturer? et ce sont tous ces remèdes et thérapeutiques compliqués et violents qui dénaturent, désorganisent et épuisent le corps et le rendent maladif pour toute la vie. Un médecin ne peut pas dans des visites de cinq minutes étudier et suivre un malade. Le corps se modifie chaque jour sous l'influence d'une maladie; le médecin ordonne un remède violent et la modification intérieure que le médecin n'avait ni vue ni prévue fait que le remède violent tue le malade ou lui cause de graves et dangereux accidents.

Les *panacées*. Les constitutions et les tempéraments sont différents et chaque maladie peut avoir vingt causes. Les panacées sont donc tout ce qu'il y a de plus faux, sont donc la médecine la plus homicide et la plus propre à donner la maladie du remède. Ces panacées sont le plus souvent des quitte ou double, des remèdes violents ou des poisons, comme la médecine Leroy, l'hydrothérapie et la médecine au camphre de Raspail. Pour poser et vendre une panacée, il faut ériger en principe que toutes les maladies ont une même principale cause. C'est poser le principe le plus faux. Ainsi pour Raspail toutes les maladies ont pour cause les vers et les animaux microscopiques; il faut donc les tuer avec du camphre. Mais lui répondent les médecins, ni lui ni personne n'a vu ces animaux microscopiques. Le camphre est un poison qui enflamme, dessèche, altère et atrophie les organes, le larynx, les poumons, l'estomac et toutes les muqueuses sur lesquelles il s'applique, qui a une action fatale sur la vessie et frappe d'impuissance les organes de la génération. Donc pas de camphre à l'intérieur et sur les muqueuses.

Les panacées des saignées, sangsues, purgatifs, vomitifs. exutoires, poisons et bains brûlants, c'est à dire un de ces moyens violents appliqués à toutes les maladies sont donc aussi de la médecine homicide, et là par exemple où le partisan des bains brûlants les ordonne, l'hydrothérapiste ordonne des bains glacés. L'électricité, la plupart des malades que j'ai consultés m'ont répondu qu'elle leur avait fait plus de mal que de bien.

L'*Homéopathie* est la médecine de l'empoisonnement à petites doses et du doublement de la maladie ; donner deux fois la maladie pour la guérir une ; augmenter la dyssenterie et l'inflammation pour les arrêter, me paraît un contre-sens fort dangereux. De même de l'*hydrothérapie* avec ses bains et ses compresses d'eau froide sur la poitrine des atteints de fluxion de poitrine. La panacée de l'eau froide avec ses refroidissements brusqués me fait, elle aussi, l'effet de la panacée de l'homicide. Quelques-uns guérissent malgré le remède et attribuent au remède leur guérison.

Enfin la médecine ordinaire est chère comme remèdes, opérations et visites, et ruine la bourse après avoir ruiné le corps. A quoi bon me retirer la maladie pour me donner la misère et me laisser la vie pour y souffrir physiquement et socialement ?

L'état constitutif de la santé, c'est la bonne circulation et la pureté du sang, puis la régularité des sécrétions naturelles par lesquelles le corps élimine les principes inassimilables et morbides, les sécrétions surtout, les selles, les urines, et la transpiration (sueur et transpiration insensible) puis la femme les règles. L'état constitutif de la maladie, c'est donc la mauvaise circulation et l'altération du sang et la suppression ou la difficulté des secrétions naturelles. L'hygiène consiste donc à les maintenir et à éviter tout ce qui peut les supprimer ou les entraver, la médecine à les rétablir.

Il existe quelques traités de médecine usuelle et domestique ; mais les uns ne comprennent, ainsi que les tableaux, qu'une vingtaine de petites indispositions et accidents comme coupures, brûlures, indigestion ; c'est tout à fait insuffisant et ce n'est pas là un système de médecine. Les autres, faits par des médecins, laissent de côté le plus utile, la plupart des cas usuels et domestiques, ne parlent guère aux familles que des maladies qui exigent un médecin, puis les remèdes qu'ils indiquent sont toujours la médecine violente, dangereuse et chère.

La médecine de la nature, c'est la médecine à remèdes simples, sans violence ni danger et à bon marché et ne ruinant plus le corps et la bourse, aidant et soulageant la nature sans la violenter, la désorganiser et l'épuiser.

Dans les maladies ordinaires, dites-vous que chaque maladie doit parcourir un certain nombre de périodes et durer un certain nombre de jours ; ne vous droguez pas, ne vous donnez pas la maladie du remède et surtout pas de remède violent, agissez par la nature comme l'animal ; la médecine des chiens. Ne vous alitez pas si c'est possible, livrez-vous à vos occupations ordinaires ou à des occupations quelconques pour vous distraire, pour vous empêcher de penser à votre mal ; mangez un peu si cela ne vous fait pas de mal et ce qui vous plaît et ne vous fait pas de mal, et au moment où vous n'avez pas la fièvre ; l'épuisement du corps et de l'estomac est une force de plus pour la maladie et un moyen de lutte de moins pour le malade. Pour vous désaltérer, buvez de l'eau et du vin et une tisane inoffensive, calmante et sudorifique, par exemple du tilleul. — Suppression des remèdes violents, dangereux, compliqués et coûteux ruinant le corps et la bourse ; moyens de simple soulagement, d'aide aux efforts de la nature ; rétablissement et maintien de la bonne circulation et pureté du sang et des sécrétions naturelles par des moyens sans danger ; la tête fraiche, le ventre libre et les pieds chauds; et surtout combattre d'abord et faire cesser la cause première de la maladie.

Quand vous vous sentez trop indisposé, faites venir un médecin ; son expérience ne peut qu'être utile ; mais ayez la raison et la sagesse de lui dire : Je suis résigné à laisser la maladie parcourir ses périodes et à attendre ; indiquez-moi des moyens simples de soulagement et d'aide aux efforts de la nature et des remèdes à deux sous, et signalez-moi les imprudences à ne pas commettre.

Rien que des remèdes sans danger et bon marché. Dites-vous bien qu'une tisane à deux sous fait autant d'effet qu'une potion chère et compliquée puisque l'ingrédient à deux sous est la base principale de la potion ou du sirop. Les remèdes chers et compliqués ne sont le plus souvent qu'un charlatanisme du médecin, surtout à l'égard de ses malades riches. Il est vrai que la plupart de ceux-ci sont assez bêtes pour ne pas croire à l'efficacité d'un remède simple et à la science d'un médecin ne droguant pas et consciencieux. Les malades sont leurs plus grands ennemis à eux-mêmes. C'est aux familles, dans leur intérêt et dans celui de la santé générale, à vulgariser la médecine de la nature en priant leurs médecins de s'en tenir à elle.

HYGIÈNE DE LA NATURE ET DE LA MORALE.

Le logement salubre et renouvelez souvent l'air : ouvrez les fenêtres, surtout quand on fait la cuisine et quand on repasse. Pas de vases de fleurs dans les appartements ni rien qui dégage des gaz asphyxiants ; pas de tapisserie verte ni de vêtements verts parce que cette couleur répand des émanations vénéneuses. Pas de rideaux au lit qui vous mettent dans l'air vicié et concentré de vos poumons ; chambre à coucher fraîche et sans feu la nuit. Feu de cheminée et au bois, plus sain et plus gai que le poële et le charbon ; feu pas trop ardent et ne pas trop s'en approcher et de manière que le sang se porte à la tête ou à ce que l'excès de chaleur cause des varices aux jambes ; poëles de faïence et non de métal ; ceux-ci trop chauds, et causent des inflammations d'intestins et des maladies cérébrales. Ne pas fermer les soupapes des cheminées et poëles tant qu'il reste du charbon allumé.

Le *vêtement* propre, surtout le linge, et ne jamais garder de linge mouillé. Un bain tiède et de propreté par mois ; les bains froids le plus souvent dangereux. Le seul cosmétique naturel et inoffensif, l'eau. Point de fard ni autres cosmétiques et maquillages ni teinture de cheveux ; ils sont composés avec les poisons les plus violents. Ni chevelure touffue ni grande barbe, rien de ce qui porte le sang à la tête, de plus les grandes barbes et les moustaches sont trop souvent des réceptacles d'immondices. Pas de jarretières serrées, ni de pantalon retenu sans bretelles par une ceinture serrée qui gêne la digestion et la respiration. Pas de corsets; ils sont les principales causes des maladies des femmes; ils empêchent les règles, portent le sang à la poitrine et à la tête, rendent poitrinaires, causent des fièvres cérébrales, des maux d'estomac, des fleurs blanches et plus tard produisent la stérilité ou des enfants rachitiques ou maladifs. Les femmes, de l'exercice tous les jours et des caleçons pour éviter l'influence du froid à leurs époques menstruelles. Point de cache-nez ni épaisses écharpes ni fourrures autour de la figure et du cou, ni de manchons ni de flanelle sur la peau à moins de maladie. Quand vous retirez ces cache-nez et ces fourrures, il en résulte forcément un refroidissement. Mais le corps et les jambes préservés du contact de l'air et suffisamment couverts pour être préservés de l'action du froid; autrement vous gênez la circulation dans les membres et vous faites refluer le sang à l'estomac, à la poitrine et à la tête. Pas de jouets coloriés que l'enfant porte à sa bouche et pas de bonbons verts.

La *nourriture*. Deux repas seulement, le déjeuner le plus sain et qui laisse le corps et l'esprit le plus libres, c'est un bol de café au lait, beaucoup de café et peu de lait, et du pain et du beurre; le café, qui passait autrefois pour un débilitant est reconnu aujourd'hui pour un puissant tonique et c'est lui le soutien d'une armée en campagne; — le dîner avec un potage, deux plats et un dessert; du vin et de l'eau et un quart de verre de vin pur au dessert; du café noir et un petit verre deux ou trois fois par semaine, sans en prendre l'habitude et sans en abuser, car l'abus des liqueurs fortes au lieu d'activer la digestion l'entrave en absorbant les liquides et les sucs digestifs des muqueuses, en desséchant l'estomac. Abstention absolue de l'absinthe, du tabac et des salaisons, parce que les deux premiers sont des poisons violents, et parce que les viandes et poissons salés portent en eux un commencement de fermentation putride masqué par la salaison. Pas de fruits verts et acides. Ne mangez pas trop chaud afin de ne pas avoir le danger, surtout pour les dents, du froid relatif des boissons. Poterie vernissée avec des oxides de plomb et de cuivre; les vernis bruns les plus inoffensifs; ne pas y faire cuire d'acide; avant de s'en servir faire bouillir de l'eau fortement salée qui prend aux vernis leurs oxides, ne pas laisser refroidir les aliments dans les vases de cuivre. Repos d'une demi-heure après le repas. Voyez les animaux, ils dorment; un exercice surtout trop vif trouble la digestion; mais chaque jour de l'exercice et du grand air. Pas de froid après le repas; ne pas monter sur une impériale. Ne buvez pas entre vos repas, si l'été la soif vous presse, ne prenez ni une glace ni de la bière ni ne buvez pas tout un verre d'eau froide, ne buvez qu'un quart de verre et mettez-y même une petite cuillerée de rhum ou de café. Un refroidissement brusque de la peau et des muqueuses par une boisson froide est la principale cause des maladies graves et des morts de l'été.

Le *coucher*. Se coucher les pieds chauds et ne pas se couvrir la tête, car la chaleur de la tête comme le froid des pieds porte le sang au cerveau; avoir la tête un peu élevée sur l'oreiller, ne pas se coucher du côté du cœur, et ne pas avoir les bras en dehors et élevés; le froid aux bras et aux aisselles cause des affections de poitrine et trouble la digestion. Sommeil de 6 et de 8 heures au plus; ne pas faire du jour la nuit; lever à 6 heures.

Les *habitudes*. Chaque jour travail, exercice au grand air, culture de l'esprit, et le soir plaisirs du dedans ou du dehors en famille. Propreté et ordre en tout, sortir par toutes les températures, habituer son corps à toutes. Abstention du tabac et de l'absinthe; ce sont des poisons physiques, intellectuels et moraux qui brûlent, désorganisent, dessèchent et atrophient le cerveau, la poitrine et l'estomac, qui causent des cancers et qui énervent l'intelligence et le cœur. Qui fume boit, qui boit se livre à la débauche et prend des habitudes d'estaminet et de lieux de débauche. L'enfant qui fume est le commencement du mauvais sujet et de la dégradation de l'espèce humaine; le premier devoir d'un père c'est l'exemple à ses enfants en ne faisant jamais ce qu'il leur défend. — Les abus sexuels et les habitudes d'estaminet et de débauche sont la cause la plus grande et la plus triste des maladies graves qui détruisent pour toujours la santé et qui nous rongent et nous torturent toute la vie. Modérez vos passions; s'y laisser aller c'est se rendre, c'est être malade.

Le maintien de la bonne circulation et pureté du sang et des secrétions naturelles et éliminantes. Presque toutes les maladies ont pour cause la suppression ou la gêne d'une de ces fonctions : un refroidissement supprime la transpiration sensible et insensible et refoule dans le sang et les organes les principes morbides; la suppression des règles est la cause de la plupart des maladies des femmes. Le maintien de la régularité de la circulation et des sécrétions est donc le premier élément de santé, le plus puissant préservatif des maladies, et la principale thérapeutique consiste à les rétablir. La bonne circulation et pureté du sang s'obtient, quand il n'y a pas de vices organiques, par l'exercice, le grand air des feuilles, la régularité des sécrétions naturelles, les bains tièdes et au besoin une tisane dépurative et une aromatique. L'habitude aide beaucoup les secrétions naturelles; habituez-vous à aller à la selle une fois par jour, à la même heure, à uriner toutes les deux ou trois heures et à ces heures-là la nature en éprouvera un besoin plus ou moins vif et le satisfera plus ou moins. La tête fraîche, le ventre libre et les pieds chauds. Dans vos habitudes de tous les jours observez ce qui vous fait du mal et ce qui ne vous en fait pas; telle chose fait du mal à l'un qui n'en fait pas à l'autre; c'est à chacun d'être son premier médecin à soi même.

MALADIES SPÉCIALES

TRAITÉES PAR LA MÉDECINE DE LA NATURE, SANS REMÈDES VIOLENTS, DANGEREUX ET CHERS

L'hygiène de la nature et de la morale que je viens d'établir, voilà le préservatif des maladies et leur thérapeutique générale et combattez d'abord et surtout la cause première. Puis chaque maladie ayant un siége local ou un caractère spécial demande de plus un traitement local ou spécial. J'ai pris dans l'expérience domestique et dans une dizaine de traités de médecine les moyens simples, sans danger et bon marché de soulagement et d'aide aux efforts de la nature sur lesquels les médecins ne sont pas en contradiction ; j'ai écarté tous les remèdes violents, dangereux et chers et la classification la plus commode pour les familles est l'ordre alphabétique ; c'est celle qui rend la recherche la plus facile et la plus prompte, tandis que la classification par maladies de la peau, des voies respiratoires ou digestives, c'est trop vague et elle ne classe pas beaucoup de maladies telles que les fièvres, les maladies nerveuses; puis il y a tant de maladies différentes pour chaque organe et tant d'autres qui embrassent plusieurs organes.

Presque toutes les maladies sont contagieuses ; des corps et des déjections des malades il émane des miasmes morbides qu'on respire et qui nous imprègnent ; seulement telle quantité de miasmes est suffisante pour donner la maladie à l'un qui ne l'est pas à l'autre, il faut donc prendre souvent l'air, renouveler souvent l'air de la chambre des malades tout en les préservant des courants d'air et répandre des désinfectants dans la chambre et dans les vases des déjections.

PHARMACOPÉE DES FAMILLES

PRÉPARATION DES REMÈDES

Une verrée représente 125 gr.; une cuillerée à bouche 15 g. à café 4 g.

Cataplasmes. 150 gr. de farine de graine de lin dans un litre d'eau bouillante ou 250 gr. de mie de pain dans un litre de lait; à nu ou entre deux linges fins ; cataplasme humide, car c'est l'eau imprégnée qui, en pénétrant par les pores, agit.

Fomentations. Linge en plusieurs doubles trempé dans des liquides adoucissants et tièdes et pouvant s'appliquer sur une surface étendue ou sensible.

Bains tièdes rétablissant l'équilibre de chaleur, la propreté et la facilité de transpiration et rendant au sang l'eau et la fluidité qui lui manquaient. Bains froids dangereux pour les poitrines délicates et par les refroidissements subits. Bains brûlants à 40 dégrés appliqués à tout par certains médecins mais reconnus dangereux par les autres; donc s'en abstenir. Bains calmants à 500 gr. de fleurs de tilleul, de graine de lin ou de son. Bains alcalins de 200 gr. de soude, de 500 de savon. — Bains de pied sinapisés, 120 gr. de farine de moutarde délayés dans 3 ou 4 litres d'eau tiède. Les bains ne doivent se prendre qu'à jeun ou 5 heures après le repas.

Tisanes d'orge. 32 gr. (1 once) lavés à l'eau froide et bouillis dans un litre d'eau jusqu'à ce que l'orge soit crevée, puis sucrer avec 20 gr. de sucre. — De gomme en morceaux, 32 gr. fondus et passés à travers un linge. — De guimauve et de réglisse, racines infusées à froid pendant une demi-heure. — Chiendent, racines 32 gr. dans l'eau bouillante pendant dix minutes. Tilleul, fleurs 8 gr. Chicorée racines 20 .gr. infusées 3 heures dans un litre d'eau bouillante. — Écorce de chêne 12 gr. Limonade, enlevez la peau, coupez en tranches le citron et infusion d'une demi-heure dans l'eau bouillante et sucrez. — Lait de poule, on bat un jaune d'œuf avec du sucre, puis on verse sur ce mélange une tasse d'eau tiède, en continuant à l'agiter.

Lavement adoucissant. Racine de Guimauve 16 gr. bouillie pendant un quart d'heure dans un demi litre d'eau et ajouter 32 gr. d'huile et le prendre tiède.

Purgatifs. Miel, eau de pruneaux, eau salée, corps gras, jus de carottes, beurre et huile, fruits, manne, magnésie ou rhubarbe 16 gr. en poudre dans une cuillerée à soupe; pas la plupart des autres purgatifs qui sont des poisons. Le purgatif se prend le matin à jeun, on est deux heures sans rien prendre, puis on aide par une tasse de café ou de tilleul tiède, mais non par une limonade froide qui fige les humeurs et donne des coliques ; il faut éviter le froid et ne pas prendre de bain et faire son repas 5 heures après la médecine, surtout ne pas passer sa vie à se purger comme le veulent certains médecins et pharmaciens. L'habitude, le régime alimentaire et l'hygiène de la nature, voilà les moyens ordinaires qu'il faut employer pour tenir le corps libre.

Vomitifs. Eau tiède et doigts au fond de la bouche ou agacer par une barbe de plume ou une paille, ou vomitif autre qu'un poison violent, par exemple la racine de violette. L'émétique ou ipécacuanha est un poison violent qui enflamme et déchire l'estomac et les intestins et cause de graves accidents nerveux et cérébraux.

Resserrants. Eau de riz, écorce de chêne, blanc d'œuf battu dans un demi-litre d'eau sucrée, café noir, boule de sucre imprégné d'alcool, d'éther ou de laudanum. Le pavot et ses produits, l'opium ou le laudanum doivent-être pris à petites doses, à grandes doses ils deviennent des poisons.

Astringents contre l'hémorragie et pour resserrer les tissus, écorce de grenade ou de chêne, alun, toiles adhésives.

Toniques. Prépararations et eaux ferrugineuses, œufs, gelées, viandes rouges et rôties, vins, orge, tisane adoucissante et nourrissante.

Stimulants. Les aromatiques, café, thé, vanille, cannelle, aloès, mélisse, angélique, muscade, ail, menthe, alcool.

Rafraichissants. Limonade, chiendent, réglisse, soupe à l'oseille.

Adoucissants ou émollients. Violette, guimauve, gruau, lait, fleurs pectorales, jujube, gomme en tisane ou en pâtes.

Calmants. Anti-névralgiques, tilleul avec fleur d'oranger, laitue, oranges amères, camomille, pavot.

Sudorifiques. Boissons aromatiques chaudes et tilleul, sureau.

Dépuratifs. Les sudorifiques et les amers, chicorée, salsepareille, iode à petites doses, cresson associé à chicorée, dépuratif et tonique.

Diurétiques. Pour faire uriner, racine d'asperge où de fraisier, pariétaire, chiendent, ache ou céleri, vin blanc, eaux gazeuses acidulées ou alcalines, bourrache, 7 à 8 feuilles dans un litre d'eau sucrée avec une feuille d'oranger; boisson agréable, diurétique et de plus digestive.

Anti-venteux. Anis, fenouil, angélique, coriandre.

Anti-putrides. Le bois de campêche.

Salivants. Mâcher du girofle, de la racine de pyrèthe, du gingembre, du raifort, se gargariser avec de l'eau salée; mais pas de tabac, il dessèche et brûle les amygdales et les poumons, transforme en mucosités le sang purs et cause des cancers à la bouche.

Vermifuges. Matricaire, bière, mousse de corse, ail, nourriture à l'ail pour la mère nourrice.

Gargarismes adoucissants. Lait aux figues; expectorants, eau salée 32 gr. (une once) de gros sel dans un litre d'eau.

Désinfectants. Le chlore dont l'odeur a aussi la propriété de préserver des mouches, des insectes et des souris.

DICTIONNAIRE DE FAMILLE

DES MALADIES ET DE MÉDECINE DE LA NATURE

Abcès. Cataplasmes pour faire aboutir et diminuer la chaleur inflammatoire et la dureté topiques, puis devenu blanc, le percer avec une aiguille; mais pas d'irritants ni de sangsues dont les piqûres, par leur irritation, augmentent la congestion sanguine et la suppuration.

Accouchements. L'accouchement est une opération, une chose qui exige une personne de l'art, une sage-femme habile est préférable à un médecin, parce qu'elle connait les souffrances et les besoins de la mère et les soins nécessaires pour l'enfant; puis, c'est plus moral. La mère pour nourrice ou le biberon, mais pas de nourrice mercenaire et éloignée. Sur les nouveaux-nés mis en nourrice et dans les localités même surveillées par les agents de l'autorité municipale, il en meurt de 60 à 90 sur cent, et beaucoup reviennent rachitiques et maladifs; quand la mère peut nourrir, c'est son devoir et l'intérêt de sa santé à elle-même. Dans le cas contraire elle a le biberon. Ma jeune fille née des couches mortelles de sa mère a été élevée au biberon et par moi-même et, quoique chétive et condamnée, sauvée ainsi et s'est toujours bien portée.

Aigreurs d'estomac. 16 gr. de magnésie en poudre dans une cuillerée à café.

Angine. Elle peut avoir des causes toutes différentes : un refroidissement, une suppression ou un afflux sanguin, une maladie vénérienne ou le mercure cet autre remède-poison souvent pire que le mal. Combattre la cause, et si c'est un refroidissement, mettre des cataplasmes et renouvelez-les dès qu'ils froidissent, puis remplacez-les par une cravate de laine; maintenez dans la bouche du lait aux figues et gargarisez-vous avec de l'eau salée pour saliver, rejeter les mucosités et débarrasser les amygdales; mais pas de sangsues qui portent le sang à la gorge et en irritent le système nerveux, ni de ventouses ni de belladone et autre poison.

Aphthes. Touchez avec du miel vinaigré; gargarisme d'eau salée et tisane dépurative de salsepareille iodurée ou non.

Apoplexie. Causes ordinaires : vie sédentaire, alimentation intempérante, boissons alcooliques, abus sexuels. Donc exercice, modération de nourriture et de passions et l'hygiène de la nature et de la morale. Bains de pied sinapisés ou à la cendre chaude, lotions alcalines sur les extrémités inférieures; sudorifiques et diurétiques; une sueur et une émission d'urine abondantes ont souvent guéri; la saignée, les purgatifs violents, les poisons et le fer rouge sur la tête tuent le plus souvent; c'est l'avis de médecins très-partisans de la saignée; les purgatifs violents et les poisons donnent beaucoup trop d'autres maladies. Donc s'abstenir des moyens déclarés dangereux et fatals par les médecins eux-mêmes.

Asphyxie. Tout ouvrir, asphyxié à la fenêtre, eau froide jetée à la figure, tout lien de vêtement défait, frictions sèches avec de la flanelle sur la poitrine, le cœur et le ventre; sinapismes aux mollets; boisson d'eau acidulée au quart avec du vinaigre ou de l'eau-de-vie; provoquer la respiration en comprimant la poitrine de tous côtés et le bas-ventre de bas en haut.

Asthmes. L'opinion du docteur Rostan que tout asthme est dû à une affection du cœur, tombe d'elle-même; l'appareil respiratoire en est souvent la cause. Ainsi écrit une autre célébrité médicale; donc abstention de tout remède violent et s'en tenir à la thérapeutique et à l'hygiène générale de la nature.

Brûlures. Eau froide, puis pâte d'une pincée de farine mélangée avec de l'eau et ce cataplasme froid à nu, ou rognures de pommes de terre ou de carottes. Si cloches, vidées et cérat recouvert de compresses d'eau froide.

Cholérine, choléra. En temps de choléra ne changez rien à votre régime; mais ne vous donnez pas la cholérine par des excès, imprudences ou refroidissements, et quand vous l'aurez, soignez-la, car le choléra commence par elle. Eau de riz, écorce de chêne alternée avec blanc d'œuf et bue par petits coups, café noir avec petit verre de rhum, boule de sucre avec quelques gouttes de laudanum, pas d'exercice violent ni d'abus sensuels ni de refroidissements ; nourriture et régime tonique et astringent si vous avez la cholérine ; quant au choléra, le remède déclaré le meilleur par l'un est déclaré le plus fatal par l'autre.

Clou ou furoncle. Cataplasmes ou emplâtre de dyachilon, et dès que la suppuration commence, presser légèrement la tumeur avec les doigts pour en faire sortir le bourbillon. Régime rafraîchissant et ne pas supprimer brusquement les clous par lesquels les organes intérieurs se débarrassent d'une inflammation ou d'une humeur.

Coliques. Maladie, conséquence d'une indigestion, de fruits acides, de vents, d'un refroidissement ou d'une suppression. En général, diète, tisanes tièdes émollientes et cataplasmes tièdes sur le ventre.

Compère-loriot. S'en va de soi-même ou simples lotions à l'eau de guimauve ou cataplasmes froids de fécule de riz, pour sortir le bourbillon de ce petit clou à l'œil.

Constipation. Marcher pour favoriser l'écoulement de la bile ; boissons adoucissantes, légumes et fruits aqueux, miel, eau de pruneaux et au besoin purgatifs sans violence ni dangers.

Convulsions. Anti-névralgiques et en donner comme préventifs pendant la dentition. Sel de cuisine à fondre dans la bouche pour rendre les glaires et chiendent.

Contusions, meurtrissures, bosses. Compresse d'eau salée ou vinaigrée ou blanche et changée toutes les deux heures le premier jour.

Coqueluche. Maladie douloureuse et de 2 ou 3 mois, mais peu dangereuse. Fomentations, cataplasmes, boissons et lavements émollients ; éviter le froid et l'humidité, mais pas de poison de belladone et de datura. Usine à gaz douteuse.

Corps étrangers dans l'oreille. Incliner la tête et injection à l'huile ; dans l'œil, le laver ou exciter les larmes. — Dans la gorge, le retirer avec les doigts ou le faire vomir, dans l'œsophage, le pousser avec de la mie de pain, un corps gras et de la boisson, dans l'estomac qui le digère ; dans la peau, le retirer et si on ne le peut, cataplasmes pour assouplir la peau et faire sortir le corps étranger, puis faire saigner en pressant légèrement.

Cors. Chaussures à l'aise et ne pressant pas les doigts de pied, condition sine quâ non, puis se borner à couper après un bain ce qui vient et tombe de soi-même.

Coup de soleil et sang à la tête. Application de linge imbibé d'eau froide, bains de pied, sinapisés ou à la cendre chaude et limonade au citron.

Coupures légères avec rasoir. Pain à cacheter ou taffetas d'Angleterre pendant 3 ou 4 jours — Plus graves, hémorrhagie arrêtée avec de l'amadou ou un tampon de charpie serrée avec une bande mouillée d'eau froide, puis dyachilon recouvert d'épaisses compresses d'eau froide.

Courbature avec petite fièvre ; durée de quelques jours. Bains tièdes, tisanes acidulées et régime rafraîchissant.

Crachement de sang. Maladie — Conséquence, combattre la cause. Repos, tête et poitrine élevées, bains de pied, eau froide par cuillerée à bouche seulement. Écorce de grenade.

Crampes aux membres. Mettre les pieds nus à terre ; le saisissement du froid suffit souvent. — A l'estomac, névralgie.

Crevasses, gerçures. Rien ou poudre de riz, pommade de concombre, onguent rosat ou beurre de cacao.

Croup contagieux, isoler les autres enfants; inconnu dans les pays chauds, est produit par le froid humide. Éviter à l'enfant toutes les causes de refroidissement et d'humidité, épaisses compresses trempées dans l'eau chaude, renouvelées et maintenues avec de la flanelle ; pellicule vomie ou brûlée avec de l'alun si elle peut être atteinte. Le docteur Langardière prétend l'avoir souvent détruite avec une potion de fleur de soufre, une cuillerée à bouche délayée dans un verre d'eau, prise par cuillerée à bouche d'heure en heure en agitant le mélange; puis l'enfant expulse par la toux les morceaux de la pellicule.

Dartres, preuves d'une constitution viciée, mais purgatifs naturels des organes intérieurs et évitant des maladies graves; ne pas donc les supprimer, surtout avec les moyens violents ordinaires des médecins, le sublimé corrosif et l'arsenic, les adoucir par un régime rafraîchissant, des bains tièdes et des lotions de décoction de fleurs de tilleul ou de riz et régime dépuratif.

Dents. Maladie — conséquence du sang qui se porte à la tête, d'une névralgie ou de toute autre cause ; donc patientez et ne pas les arracher ; arrachez-en une, le lendemain vous souffrez à une autre et il y a souvent un grand danger dans l'extraction d'une dent dont la racine est irrégulière, les chicots même ont leur valeur et l'on n'a pas de maux de dents, alors même qu'elles sont chicots ou creuses, quand une autre cause ne vient pas agir sur le sang et les nerfs de la tête. Les trois quarts des remèdes font plus de mal que de bien ; surtout plus de saignée, de ventouses et de vésicatoires sous le menton. Entretenir la propreté des dents en enlevant chaque jour le tartre avec de l'eau pure et avec le doigt entouré d'un linge mouillé, les brosses et les poudres enlèvent l'émail et irritent les nerfs et les gencives ; évitez le froid et l'humidité ; ne buvez pas froid après avoir mangé chaud, surtout ne fumez pas, le tabac gâte et perd les dents, cause des aphthes et empeste L'haleine. si vous souffrez, attendez que la cause ait cessé ; maintenez dans la bouche un gargarisme de lait aux figues ou mettez un cataplasme sur la joue.

Dentition. Gencives, touchées avec le doigt trempé dans de l'eau salée, tisane de chicorée.

Diarrhée et dyssenterie. Comme pour cholérine et se garder des purgatifs, des vomitifs et des saignées ; c'est de l'homéopathie homicide dont la médecine ordinaire ne doit pas se faire la complice.

Empoisonnements. Faire vomir, purger et neutraliser. Par arsenic et métaux, lait et blanc d'œufs ; par acides, eau magnésiée ; par alcalis, eau vinaigrée et limonade citrique.

Engelures. Pour les prévenir, s'endurcir la peau au froid et ne pas user de manchons et de gants fourrés ; les exposer à une vapeur de vinaigre chaud, puis préserver avec un gant du contact de l'air froid, la recouvrir d'une couche de poudre de riz pour diminuer l'inflammation, et ulcérées, les panser avec du cérat.

Entorse, foulure. Repos absolu et membre plongé de deux à trois heures dans l'eau froide souvent renouvelée, puis entourer de compresses d'eau froide humectées fréquemment; s'il y a douleur, cataplasmes.

Épilepsie. Rien pendant l'accès, car le malade ne peut rien avaler; le placer et éloigner tout de manière à ce qu'il ne puisse se blesser; desserrer les vêtements, mettre entre les dents un bouchon ou un tampon qui l'empêche de se mordre la langue.

Érysipèle dure neuf jours; garder la chambre; nourriture et régime rafraîchissants, dépuratifs, bains de pieds sinapisés; le saupoudrer cinq ou six fois par jour avec de la poudre de riz et bains tièdes. Le docteur Bouillaud et d'autres traitent l'érysipèle en faisant saignée sur saignée; les autres déclarent que la saignée ne leur a jamais réussi, qu'elle est épuisante inutilement et souvent dangereuse dans cette maladie : vous voyez comme les médecins sont d'accord sur les maladies même les plus ordinaires et ce que valent les remèdes violents.

Excoriations. Enfants surtout se coupent aux cuisses; lotions à l'eau froide et poudre de riz ou de lycopode.

Faiblesse et Évanouissement. Bassiner les tempes avec de l'eau fraîche et frapper dans les mains; faire respirer du vinaigre, eau fraîche jetée à la figure, grand air et desserrer les vêtements; cuillerées d'eau vinaigrée, deux ou trois cuillerées de vinaigre dans le double d'eau. Si par épuisement, frictions avec de la flanelle trempée dans de l'eau-de-vie sur poitrine, cœur, estomac et membres inférieurs; boire vin sucré aromatisé avec de la canelle.

Fièvre. Le plus souvent maladie-conséquence, mais parfois maladie par elle même. Quinquina de 10 à 30 grains. Bains tièdes; malade enveloppé de linges chauds pour chasser par la sueur les miasmes fébriles; diète pendant la fièvre. Saignées et vomitifs conseillés par les uns, déclarés funestes par les autres; toujours la même entente des médecins sur les remèdes violents.

Fièvre ortilliaire. S'en va toute seule; si démangeaisons trop vives, lotions avec eau salée ou blanche.

Fièvre scarlatine. Contagieuse, mais abandonner le malade à la nature; diète pendant fièvre, bains de pieds, cataplasmes sur les parties douloureuses comme la gorge et gargarismes; boissons acidulées, régime rafraîchissant, température douce de la chambre. éviter l'air et la forte lumière; garder la chambre de convalescence pendant un mois. Pour rougeole et scarlatine, les médecins anglais, lotions froides que les français déclarent avec raison dangereuses.

Fièvre typhoïde et cérébrale. Ici les médecins échouent neuf fois sur dix et sont dans un complet désaccord sur les remèdes violents que chacun emploie; s'en tenir donc à la thérapeutique et à l'hygiène générale de la nature.

Fleurs blanches. Conséquence d'une anémie, ou affaiblissement par abus sexuels, faiblesse d'estomac ou autre cause. Préparation ferrugineuse 2 ou 3 grains en pastilles ou liquide avant chaque repas. Régime et remèdes toniques et aromatiques; exercice à l'air des feuilles et au soleil. Saignée anti-naturelle et dangereuse.

Gale. Contagieuse, guérie en trois ou quatre jours en se frictionnant le soir pendant vingt-cinq minutes, de manière à écorcher les boutons et à tuer l'acarus, avec de la pommade soufrée, et en prenant quelques bains sulfureux.

Gastrite et entérite. Boissons douces et mucilagineuses; demi-lavements adoucissants, cataplasmes émollients sur le ventre; ne pas charger l'estomac, mais pas de diète qui affaiblisse et rende encore plus impropre aux digestions l'estomac.

Goutte. Maladie trop souvent conséquence de vie paresseuse, intempérante et dépravée; il est souvent trop tard pour les remèdes. On a essayé de tous; chacun a été prôné à son tour le meilleur : ventouses, saignées, purgatifs drastiques, puis déclarés impuissants et dangereux. Le colchique arrête un accès de goutte, mais détruit l'estomac et le cerveau. Un moyen qui serait simple s'il réussit serait de mettre chaque matin dans ses bas une pincée du soufre du docteur Werlhoff; en cette maladie comme dans toutes, d'abord et surtout la médecine et l'hygiène générale de la nature et de la morale. Le remède agréable qui guérissait la goutte de Linnée, ce sont les fraises.

Haleine mauvaise. Se rincer la bouche avec de l'eau salée. Cachou, pastilles d'iris ou jus de réglisse noir.

Hémorrhoïdes. Gênant et parfois douloureux préservatif de graves maladies; donc grand danger de les supprimer; il faut bien que ce sang en trop reflue ailleurs, à l'estomac, à la poitrine ou à la tête; les aider à couler par des vapeurs d'eau simple ou aromatisée, les faire rentrer avec le doigt ou le bord d'une chaise ou tampon avec un bandage en croix. Les laisser suivre leur cours ou tout au plus lotions froides le matin et le soir et frictions avec pommade de cacao. Prendre chaque jour de l'exercice, mais aucun violent, et s'abstenir de l'exercice du cheval. Tisane de salsepareille ou de laitue, et corps libre.

Hernie retenue par bandage, et s'éviter tout exercice ou émotion violente.

Hoquet. Ne pas manger trop vite, ni de trop grands morceaux ni sans boire; donc boire et surtout une boisson acidulée. Si trop prolongé, boule de sucre avec éther.

Indigestion. Café noir avec un peu d'eau-de-vie. Infusion de tilleul ou de thé noir; le vert coloré facticement avec un poison de bleu de Prusse et de plâtre jaune; serviettes chaudes sur le ventre.

Ivresse. Calmée par un verre d'eau sucrée ammoniaquée, 8 à 10 gouttes dans un verre d'eau. L'homme ou la femme qui se soûle se ravale au-dessous de la brute et est capable de toutes les sottises et de toutes les turpitudes.

Jaunisse, fièvre bilieuse, maladies du foie, écoulement de la bile arrêté, troublé, rejeté dans le sang. Régime purgatif; jus de carottes.

Migraine, maladie-conséquence, sanguine ou nerveuse, exercice et moyens circulatoires ou anti-névralgiques.

Morsures venimeuses. Faire saigner la plaie, laver avec de l'eau fortement salée et cautériser avec une aiguille, un ciseau rougi au feu ou avec de l'alcali volatil ou du chlorure de chaux délayé dans de la salive.

Myopie. Vision normale à 25 centimètres, des petits caractères d'imprimerie; éloigner des yeux progressivement chaque jour son livre de lecture. Les lunettes étaient inconnues des anciens et l'histoire nous montre les savants les plus dévoués à l'étude lisant et écrivant dans l'âge le plus avancé. Les lunettes et pince-nez sont donc un inconvénient gênant dont la plupart des gens pourraient ne pas prendre l'habitude.

Névralgies. Camomille 4 ou 8 gr. en poudre; tilleul avec fleur d'oranger, oranges amères, pavot, boule de sucre avec éther, bains et compresses d'eau de son.

Nez mauvaise odeur. Aspirer par les narines une ou deux

fois par jour de l'eau fraîche; on entraîne les mucosités putrides, à moins que cause syphilitique.

Oreille. Maux ordinaires, tampon de ouate fine imbibée d'huile.

Palpitations, suffocations, maladie-conséquence de la gêne de la circulation au cœur ou dans la poitrine par une suppression, un afflux de sang anormal, ou une affection de poitrine ou nerveuse.

Panaris. Cataplasmes et incision, ou bouillie d'escargots écrasés avec leurs coquilles et renouvelée pendant quatre ou cinq jours.

Phthisie. Désorganisation des poumons par abus du tabac, des boissons alcooliques et des plaisirs sexuels. Comment refaire les poumons ou empêcher leur désorganisation? On essaie avec des capsules iodo-taniques.

Piqûres. Retirer le corps, faire saigner, et cataplasmes ou compresses d'eau froide; si venimeuses, cautérisées avec l'alcali ou applications d'acide phénique.

Plaies vives. Lavées avec de l'eau pure seule; la teinture d'arnica et l'alcool camphré causent des inflammations putrides; pansées avec de l'extrait de bois de campêche qui a la propriété d'absorber la purulence.

Poux, tués en lavant la tête avec de l'eau de savon un peu forte ou avec de l'acide phénique, une verrée de 12 à 15 gouttes.

Petite vérole. Vaccine-volante, éruption et guérison de pustules en sept ou huit jours; diète modérée, boissons rafraîchissantes et éviter le froid.

Refroidissement. Exercice, bain un peu chaud, lit chauffé, infusions chaudes de tilleul ou de sureau.

Règles. Exercice, caleçon, régime tonique et aromatique, aloès et préparations ferrugineuses, frictions stimulantes des hanches aux pieds avec flanelle trempée dans de l'eau de cologne ou vin aromatisé; bains de vapeur de siége avec des plantes aromatiques; bains de pieds sinapisés, cataplasmes chauds sur le bas-ventre. — Seconde époque de la femme, les remèdes violents font du mal et causent des crises fatales neuf fois sur dix. S'en tenir à la médecine et à l'hygiène générales de la nature; patienter et attendre que la nature ait fait son cours et son temps.

Rougeole. Dure de sept à huit jours et n'a pas le danger de sa sœur la scarlatine; même et moindre traitement et garder la chambre de convalescence pendant quinze jours. Lotions froides des médecins anglais inutiles et dangereuses.

Rhume et grippe, de cerveau. Rien ou se graisser le milieu du front et le nez avec du suif. De poitrine, rétablir la transpiration par l'exercice et les sudorifiques, continuer ses habitudes, sortir mais en se préservant d'un refroidissement, nourriture légère et laxative, rejeter les humeurs par les crachats et en s'aidant des pâtes pectorales; se coucher avec les pieds chauds, boire un lait de poule et suer au lit. Laennec conseillait le vin chaud et le punch; le remède des paysans bretons est de l'eau-de-vie avec du poivre, ce sont des sudorifiques, mais dangereux avec les pléthoriques et les gens à tendance de gastrite et de pulmonie.

Rhumatisme. Un bain tiède chaque semaine; corps libre, exercice dans air pur et éviter tout refroidissement. Sudorifiques et frictions — arthritique passe d'articulation en articulation et dure de six semaines à deux mois; le laisser accomplir ses périodes, bains et cataplasmes ou compresses d'huile de soulagement. Sangsues et vésicatoires inutiles et parfois nuisibles.

Saignement de nez, secrétion naturelle et s'arrête par le repos. Si trop fort, bourrelet de charpie dans les narines ou linge d'eau froide sur le front et sur le nez.

Scorbut. Se rincer la bouche avec de l'eau de cologne étendue d'eau, sirop anti-scorbutique sans poisons, nourriture tonique et aromatique et s'abstenir de salaisons.

Scrofule, humeurs froides, goître; — tempéraments lymphatiques et hérédité de parents viciés. Ici encore il faudrait refaire la constitution. Régime tonique et dépuratif; vins généreux, salsepareille iodurée et bains iodurés; exercice à l'air pur des feuilles.

Syphilis, maladies vénériennes. Mercure, poison d'autant plus violent, inassimilable et désorganisateur que c'est un métal; il donne des maladies graves pour toute la vie et un médecin spécialiste a mis sur son affiche ces mots : Les médecins traitent leurs vénériens par le mercure, mais ne s'en servent pas pour eux-mêmes. S'en tenir donc aux dépuratifs sans danger. Essence de salsepareille.

Teigne. Croûtes tombées à l'aide de cataplasmes, cheveux coupés ras, frictions douces et applications de linge imbibé d'huile.

Torticolis, s'en va comme il était venu et en peu de jours.

Varices. Les prévenir en ne serrant pas les jarretières, en ne s'exposant pas à une chaleur trop vive ou trop prolongée et en ne se tenant pas trop longtemps debout ou dans l'eau. Serrer avec une bande les veines dilatées pour les empêcher de crever.

Vents, mauvaises digestions par aliments trop peu mâchés ou par toute autre cause, ou par constipation. Anis ou angélique et aller à la selle.

Verrue. Pas d'acide sulfurique ; il irrite et putréfie. Savon noir, et chaque jour enlever l'eschare qu'il produit.

Vers. Amers, bière, matricaire dans du lait, mousse de Corse 4 grammes dans un verre d'eau sucrée. Aliments à l'ail qui passent dans le lait de la mère.

Zona de vésicules sur une base enflammée. Pas de topiques ; pas même de cataplasmes qui favoriseraient les ulcérations. Repos, bains tièdes, boissons acidulées. Si pustules, lotions mucilagineuses.

Ainsi d'un côté, vous voyez le désaccord des médecins dont chacun emploie un remède violent mais tout différent de celui de l'autre qu'il déclare dangereux ; un remède violent fait du mal neuf fois sur dix. D'un autre vous voyez l'animal dont le genre de vie est plus dur, la nourriture plus malsaine que les vôtres et qui pourtant est moins malade et meurt moins avant l'âge que vous ; abandonné à lui-même, il n'a ni les saignées, ni les exutoires, ni les poisons ni les panacées ; il suit les instincts et la médecine de la nature ; faites comme lui.

La médecine ordinaire ruine le corps et la bourse ; à quoi bon me sauver d'une maladie pour me jeter dans la misère et me faire vivre pour me condamner à souffrir physiquement et socialement toute ma vie ? certains médecins ont des prix de visites, de consultations et d'opérations que désavoue la conscience.

Voici les prix et conditions de la médecine de la nature : cachets de visites et de consultations à 1, 2, 3, 4 et 5 francs.

Cachets d'opérations à 10, 20, 30, 40 et 50 francs. Le malade choisit et signe le cachet en rapport avec ses ressources, puis les acquitte ensemble ou par parties.

Adoptez et vulgarisez la médecine de la nature et l'intérêt même de la plupart des médecins s'en trouvera mieux. Plusieurs sont consciencieux et souffrent de voir qu'ils tuent leurs malades ou ruinent à jamais la santé par la médecine ordinaire, et bien des gens ne font pas appeler le médecin pour leurs indispositions et leurs petites maladies en craignant avec raison que le médecin les drogue d'une manière compromettante et coûteuse. Ils le prendront quand ils sauront que le médecin ne leur donnera que des conseils de soulagement, d'aide aux efforts de la nature et d'empêchement d'imprudences et ils feront bien de le prendre, car ils éviteront ainsi qu'une petite maladie dégénère en grande. Les hôpitaux sont une nécessité dans notre mauvaise organisation sociale, mais que de dangers et de tristesses y sont accumulés! Notre premier devoir, c'est de soigner par nous-mêmes notre famille.

Dans ce petit livre de médecine de la nature, que d'imprudences et de dangers signalés aux familles et dans lesquels elles donnaient parce qu'elles les ignoraient; que de conseils d'hygiène et de médecine simple qu'elles ne pratiquaient pas parce qu'elles les ignoraient. Mon petit livre ne peut donc qu'avoir une influence très-utile. Oui, adoptez et vulgarisez l'hygiène de la nature et de la morale et la médecine de la nature et la mortalité et la ruine de la santé diminueront des trois quarts. Éclairer moralement, intellectuellement et physiquement, voilà mon apostolat et ma vie; mes moyens : ma règle de conduite philodéonique, ma méthode de l'instruction du plus grand nombre, mon organisation philodéonique et ma médecine de la nature.

POISSY. — TYP. ET STÉR. DE A. BOURET.

www.ingramcontent.com/pod-product-compliance
Ingram Content Group UK Ltd.
Pitfield, Milton Keynes, MK11 3LW, UK
UKHW012311240726
13966UKWH00005B/1800